www.ingramcontent.com/pod-product-compliance
Lightning Source LLC
Chambersburg PA
CBHW070437180526
45158CB00019B/1526
* 9 7 8 1 0 9 4 7 3 3 6 7 8 *